Alaa H. Salama
Mona M. Abousamra

Sistemas de gel provesicular como um excelente veículo

Alaa H. Salama

Mona M. Abousamra

Sistemas de gel provesicular como um excelente veículo

para aumentar a atividade antifúngica do tolnaftato contra a tinea pedis

ScienciaScripts

Imprint

Any brand names and product names mentioned in this book are subject to trademark, brand or patent protection and are trademarks or registered trademarks of their respective holders. The use of brand names, product names, common names, trade names, product descriptions etc. even without a particular marking in this work is in no way to be construed to mean that such names may be regarded as unrestricted in respect of trademark and brand protection legislation and could thus be used by anyone.

Cover image: www.ingimage.com

This book is a translation from the original published under ISBN 978-620-2-01471-7.

Publisher:
Sciencia Scripts
is a trademark of
Dodo Books Indian Ocean Ltd. and OmniScriptum S.R.L publishing group

120 High Road, East Finchley, London, N2 9ED, United Kingdom
Str. Armeneasca 28/1, office 1, Chisinau MD-2012, Republic of Moldova, Europe
Printed at: see last page
ISBN: 978-620-7-69521-8

Conteúdo

Resumo

O tolnaftato é um medicamento antifúngico tiocarbamato que é terapeuticamente ativo contra dermatófitos que causam várias formas de tinha. Devido à pequena quantidade de tolnaftato libertada pelas bases de pomadas comuns e à penetração insuficiente através das camadas infectadas da pele, surgiu a necessidade de incorporar o medicamento numa forma farmacêutica mais adequada. Um sistema provesicular é uma dessas formas que pode resolver estes problemas. Uma vez em contacto com a pele, ocorre a diluição com a humidade e o sistema provesicular transforma-se rapidamente num sistema vesicular. Os sistemas provesiculares foram preparados de acordo com um desenho experimental totalmente fatorial. Os sistemas provesiculares simples foram comparados com sistemas contendo Phospholipon 80 H e Lipoid S45 como potenciadores de penetração. Utilizou-se o software Design Expert para analisar o efeito das variáveis da formulação (tipo de Span utilizado, bem como a presença ou ausência do potenciador de penetração e o seu tipo) nas variáveis dependentes: percentagem de eficiência de encapsulação (EE%), tamanho da vesícula e percentagem de fármaco libertado *in vitro*). Foram escolhidas três formulações: um sistema propulsivo simples (PV-2), um sistema contendo Phospholipon 80 H (PV-6) e outro contendo Lipoid S45 (PV-10), com o objetivo de revelar o efeito do potenciador de penetração na morfologia, nas propriedades reológicas e na permeação *ex-vivo*, utilizando a microscopia confocal de varrimento a laser (CLSM). A análise dos resultados de CLSM mostrou que o efeito de aumento da penetração para as formulações testadas seguiu a ordem PV-10>PV-6>PV-2. E de esperar um tratamento clinicamente ativo promissor para os doentes com tinha, como demonstrado pelos resultados de permeação *in vivo* para os sistemas provesiculares, tal como sugerido pelos resultados de CLSM.

Palavras chave: Proniossomas, fármaco antifúngico, desenho fatorial, microscopia confocal de varrimento a laser, aumento da permeação

1. Introdução

A lógica subjacente à conceção de formas de dosagem dermatológicas e tópicas consiste em distribuir facilmente moléculas de fármacos através de uma área específica da pele. Para conceber uma forma de dosagem perfeita, devem ser considerados vários factores: o fluxo do fármaco através da pele, a retenção da forma de dosagem na superfície da pele, a capacidade de reserva da forma de dosagem e a aceitabilidade da formulação por parte do doente.

Os proniossomas são sistemas de libertação de fármacos em partículas prováveis que, após hidratação, se convertem simplesmente em niosomas semelhantes aos niosomas preparados convencionalmente (Ahmed et al., 2014). Os géis de proniossomas têm sido utilizados eficazmente para transportar moléculas de fármacos através das camadas da pele. Após a aplicação cutânea, os proniosomas são hidratados com água da pele sob oclusão, formando niosomas (Alsarra et al., 2005, Fang et al., 2001). São cristais líquidos semi-sólidos produzidos a partir de tensioactivos não iónicos facilmente preparados através da dissolução do tensioativo numa quantidade mínima de solvente aceitável e numa pequena quantidade de fase aquosa. Os géis de proniossomas oferecem um grande potencial para reduzir os efeitos secundários dos medicamentos e aumentar a eficácia terapêutica da administração transdérmica de medicamentos (Fang et al., 2001). Os proniossomas oferecem várias vantagens em relação aos niosomas, minimizando os problemas que lhes estão associados, como a estabilidade física (agregação, fusão e fuga), e também proporcionam uma maior comodidade no transporte, armazenamento e dosagem (Hu e Rhodes, 1999). Os géis proniosomais estão a tornar-se mais populares no domínio das formas de dosagem semi-sólidas devido à sua facilidade de aplicação e melhor absorção percutânea. Considerados como preparações em gel, podem resistir ao stress fisiológico causado pela flexão da pele, ao movimento mucociliar, adaptar-se à forma da área aplicada e controlar a libertação do fármaco (Shamsheer et al., 2011).

No presente estudo, foram preparados proniosomas para a administração tópica do fármaco antifúngico tolnaftato. O tolnaftato, um antifúngico tiocarbamato, é terapeuticamente ativo contra dermatófitos, *Epidermophyton, Microsporum, Trichophyton spp.* e *Malassezia furfur*, que invadem principalmente as camadas superficiais da pele. Atualmente, o tolnaftato é utilizado topicamente sob a forma de creme, pó, solução, aerossol e/ou gel para tratar várias formas de tinha (tinha-pedra, tinha-crúcis, tinha-corpo, tinha-mancha) e pitiríase versicolor. O tolnaftato está disponível sem receita médica e é especialmente valioso na profilaxia e no tratamento da tinha pedis, que afecta quase 10% da população mundial (Gupta et al., 2003). O tolnaftato actua seletivamente inibindo a esqualeno epoxidase microssomal dos fungos e bloqueando a biossíntese do ergosterol nas paredes celulares dos fungos (Vanden Bossche et al., 2003, Ryder et al., 1986). A acumulação de esqualeno e a deficiência de ergosterol são responsáveis pela atividade antifúngica do tolnaftato.

Os objectivos deste artigo foram a preparação de géis proniosomais de tolnaftato, a caraterização destes géis e o estudo dos factores que afectam a eficiência de encapsulação e o tamanho das partículas do fármaco, bem como a sua libertação a partir destes géis. Para atingir estes objectivos, foi adotado um desenho experimental fatorial completo para analisar os efeitos dos diferentes factores nas respostas estudadas. É sabido que a experimentação tradicional envolve muito esforço e tempo, especialmente quando se trata de preparar formulações complexas (Huanga et al., 2004). Assim, os desenhos factoriais são normalmente adoptados na investigação farmacêutica que se preocupa com o estudo dos efeitos das variáveis da formulação e das suas interacções nas variáveis de resposta (por exemplo, tamanho das partículas, eficiência de aprisionamento e eficiência de libertação), uma vez que produzem o máximo de informação a partir do menor número de experiências, se forem bem concebidos (Chang et al., 2009, Vandervoort e Ludwig, 2002).

2. Experimental

2.1. Materiais

O tolnaftato foi uma oferta da Memphis Company, Egipto. O colesterol, o span 60, o span 65, a rodamina B e a membrana de celulose do tubo de diálise (corte de peso molecular 12 000-14 000 g/mole) foram fornecidos pela Sigma-Aldrich Chemical Company, St. O Phospholipon 80 H (fosfolípidos hidrogenados de soja com 70% de fosfatidilcolina) e o Lipoid S45 (lecitina de soja sem gordura com 45% de fosfatidilcolina) foram gentilmente cedidos pela Lipoid, Suíça. O metanol, o di-hidrogenofosfato de potássio e o ácido cítrico eram de qualidade analítica.

2.2. Métodos

2.2.1. **Investigação das proporções adequadas para a preparação de provas**

Antes de iniciar o desenho experimental, foram realizados estudos preliminares para investigar as proporções adequadas de colesterol/surfactante para obter um gel provesicular homogéneo. Para atingir este objetivo, foram preparados diferentes sistemas com diferentes proporções de colesterol/surfactante, variando de 4:1 a 1:6. Os sistemas foram representados como pontos na fig. 1 e as proporções que dão géis homogéneos foram utilizadas no desenho experimental.

2.2.2. **Preparação de proniossomas de tolnaftato com recurso a um modelo experimental**

Os géis provesiculares foram preparados pelo método de separação de fases por coacervação (Dreher et al., 1996). Quantidades pesadas de tensioativo, colesterol e fármaco, com ou sem 10% de Phospholipon 80H ou Lipoid S45, foram colocadas num frasco de vidro de boca larga limpo e seco e misturadas com 1 ml de metanol. Após a mistura, a extremidade aberta do frasco de vidro foi tapada com uma tampa para evitar a perda do solvente e, em seguida, aquecida num banho de água a 60-70° C durante cerca de 5 minutos, até o tensioativo se dissolver completamente. A fase aquosa (tampão fosfato, pH 7,4) foi então adicionada à mistura e aquecida num banho de água até se formar uma solução límpida que se converte em proniossomas após arrefecimento. A fim de otimizar e avaliar diferentes formulações proniosomais de tolnaftato, foram utilizados dois tipos de tensioactivos não iónicos (span 60 e span 65), para além do colesterol, na presença ou ausência de Phospholipon 80 H ou Lipoid S45.

Conceção experimental e otimização de géis provesiculares carregados com tolnaftato

Foi construído um desenho fatorial completo de $2^2 . 3^1$ para a preparação de géis carregados com fármacos e foram preparadas 12 formulações (PV1-PV12) utilizando o software Design Expert® (Quadros 1 e 2). As três variáveis independentes foram o tipo de surfactante (A), a relação colesterol/surfactante (B) e a presença de um aditivo (C). As características de interesse escolhidas no desenho das experiências como variáveis dependentes foram o tamanho das partículas, a eficiência de aprisionamento e a eficiência de libertação. Com base nos dados obtidos, os efeitos das variáveis A, B e C separadamente, as combinações de dois factores AB, AC ou BC e os três factores em conjunto, ABC, foram analisados utilizando o software Design Expert.

Os resultados são apresentados sob a forma de gráficos de probabilidade semi-normais, mostrando a probabilidade percentual (*eixo y*) da ocorrência dos efeitos indicados no *eixo x*, tendo como respostas o tamanho das partículas ou a eficácia de aprisionamento. A percentagem da probabilidade P é dada como a área sob a curva da percentagem de ocorrência *versus* efeito. Se P for representado em função de x, obtém-se uma curva normal cumulativa sigmoide e, quando se utiliza o papel de probabilidade normal, com os *eixos x* e y ajustados, o gráfico P *versus* x é uma linha reta (Rocak et al., 2002).

Quadro 1. Conceção fatorial completa utilizada para preparar sistemas provesiculares carregados com tolnaftato

	Nível		
	Baixa	Médio	Elevado
Tipo de tensioativo (A)	Span 60	-	Alcance 65
Rácio colesterol/surfactante (B)	1:2		1:3
Presença de aditivo	Não	Fosfolipão 80 H	Lipoide S45

Tabela 2. Composição dos sistemas provesiculares factoriais baseados na conceção

Fórmula	Aditivo	Surfactante	Colesterol:surfactante rácio
PV-1		Span 60	1:2
PV-2		Span 60	1:3
PV-3	-	Alcance 65	1:2
PV-4		Alcance 65	1:3

PV-5		Span 60	1:2
PV-6			1:3
PV-7	Fosfolipão 80H	Alcance 65	1:2
PV-8			1:3
PV-9		Span 60	1:2
PV-10	Lipoide S45		1:3
PV-11		Alcance 65	1:2
PV-12			1:3

2.2.3. Caracterização das bases do gel provesicular

2.2.3.1. Análise do tamanho das partículas

O tamanho médio dos proniossomas preparados foi determinado por espetroscopia de correlação de fotões (PCS) (Salama e Shamma, 2015) utilizando um Zetasizer (Malvern Instruments Ltd., Worcester-shire, Reino Unido) num ângulo fixo de 90° a 25° C. As dispersões aquosas de proniossomas foram diluídas com água destilada antes da análise.

2.2.3.2. Determinação da percentagem de encapsulamento

Foram adicionados 10 ml de metanol a uma quantidade pesada do gel proniosomal num tubo de vidro e a suspensão foi depois sonicada. Os niosomas contendo tolnaftato foram separados do fármaco não encapsulado por centrifugação a 9000 rpm durante 60 minutos a -4° C. O sobrenadante foi recuperado, diluído com metanol e analisado espectrofotometricamente utilizando o espetrofotómetro UV Shimadzu (240j/PC, Japão), a 256,2 nm. A percentagem de eficiência de encapsulação do fármaco foi calculada pela seguinte equação (Alsarra et al., 2005):

$$EE = C_t\text{-}C_r/C_t * 100,$$

em que ct é a concentração de tolnaftato total e cr é a concentração de tolnaftato livre.

2.2.3.3. Estudos de libertação *in-vitro*

A libertação *in vitro* de tolnaftato a partir de diferentes formulações proniosomais foi avaliada pela técnica de difusão em saco de diálise referida por Yang *et al* (Yang et al., 1999). Os estudos de libertação foram realizados em tampão fosfato, pH 5,5 e metanol (1:1). Proniossomas carregados com tolnaftato equivalentes a 2 mg de tolnaftato foram suspensos em água destilada (compartimento dador), colocados num saco de diálise e selados em ambas as extremidades. O saco de diálise foi imerso no compartimento recetor contendo 50 ml do meio de dissolução, que foi agitado a 100 rpm e mantido a 32±2° C. O compartimento recetor foi tapado para evitar a evaporação do meio de dissolução. Foram retiradas amostras (2 ml) do compartimento recetor em intervalos de tempo fixos (0,5, 1, 2, 3, 4, 5, 6 e 24 h) e foi adicionada a mesma quantidade de meio de dissolução fresco para manter um volume constante. A concentração de tolnaftato nas amostras foi medida espectrofotometricamente a 256,2 nm. Os estudos de libertação foram realizados em triplicado e os resultados foram expressos como valores médios ± DP. A eficiência de libertação (E.R.), definida como a percentagem da área do retângulo correspondente a 100% de libertação para o mesmo tempo total, foi calculada de acordo com a seguinte equação

$$R.E. = \frac{\int_0^t y \times dt}{y100 \times t} \times 100$$

em que y é a percentagem de fármaco libertado no momento t.

2.2.3.4. Morfologia dos géis provesiculares

A morfologia das formulações de proniossomas seleccionadas foi examinada por microscopia eletrónica de transmissão (TEM). Uma gota da amostra diluída foi corada com ácido fosfotúngstico a 1 % (W/V) durante 30 segundos e colocada em grelhas de cobre com películas para visualização.

2.2.3.5. Avaliação das propriedades reológicas dos géis provesiculares óptimos

O comportamento reológico das formulações de gel provesicular seleccionadas foi avaliado utilizando um reómetro rotacional (MCR 301, Anton Paar, Ostfildern, Alemanha) a 25 ± 2°C. As amostras foram cuidadosamente colocadas no reómetro e deixadas a equilibrar durante 10 minutos antes da medição. As medições foram efectuadas numa gama específica de definições de velocidade (de 0,3 a 30 rpm com 10 segundos entre duas velocidades sucessivas). Os dados reológicos foram representados como viscosidade em diferentes valores de taxa de cisalhamento.

2.2.3.6. Caracterização no estado sólido de sistemas provesiculares

O estado físico do tolnaftato nas formulações de gel provesicular seleccionadas foi examinado por DSC e XRD.

2.2.3.6.1. Calorimetria diferencial de varrimento (DSC)

A DSC foi efectuada utilizando um calorímetro de varrimento diferencial Shimadzu (DSC-50, Shimadzu, Quioto, Japão) calibrado com índio purificado (99,9%). As amostras de 3-4 mg foram colocadas numa panela de alumínio de fundo plano e aquecidas a uma velocidade constante de 10° C/min, numa atmosfera de azoto, numa gama de temperaturas de 20-400° C.

2.2.3.6.2. Difractometria de raios X (XRD)

A DRX foi realizada com um difratómetro Scintag (XGEN-4000, Scintag Corp., Sunnyvale, CA, EUA). As amostras foram irradiadas com radiação Cu K_α filtrada com Ni, com uma tensão de 45 kV e uma corrente de 40 mA. A velocidade de varrimento utilizada foi de 2°/min num ângulo de difração de 2Θ e numa gama de 4-50°.

2.2.3.7. Medições de pH

Os valores de pH do gel provesicular selecionado foram medidos utilizando um medidor de pH digital (Digital pH meter,Jenway,UK) a 25^0 C. O medidor de pH foi previamente padronizado utilizando uma solução tampão a pH 7,0. Todas as medições foram efectuadas em triplicado.

2.2.4. Estudo *ex-vivo*

Avaliação da capacidade de penetração do gel Provesicular utilizando microscopia confocal de varrimento a laser (CLSM)

A absorção cutânea foi estudada *in vivo* utilizando a pele de rato. Foram preparados géis proniosomais seleccionados carregados com rodamina-B (RhB), em vez de tolnaftato. Foi aplicada uma quantidade específica do gel na pele dorsal raspada do rato. Após 2 horas de exposição, os ratos foram mortos e as áreas de pele tratadas foram excisadas, lavadas com solução salina e foram preparadas fatias verticais de 20 μm de espessura utilizando um micrótomo. As lâminas preparadas foram submetidas a microscopia de luz normal e de fluorescência (ampliações de 20×, BZ-8000, Keyence, Neu-Isenburg). A fluorescência foi recuperada na banda vermelha, excitando as amostras a 560 nm e fixando o tempo de integração da câmara em 1/45 s para o RhB. Os valores arbitrários de brilho dos píxeis foram avaliados utilizando o software de análise de imagens BZ Analyser (Keyence, Neu-Isenburg, Alemanha) e os teores relativos de corantes no estrato córneo, na epiderme viável e na derme, respetivamente, foram quantificados (Lombardi Borgia et al., 2005).

3. Resultados e discussão

3.1. Investigação dos rácios de formação provesicular

Foi efectuado um estudo preliminar para investigar os rácios de formação provesicular. Foram preparadas 18 formulações e avaliadas visualmente como um gel homogéneo ou como um sistema bifásico separado. Os pontos onde se formou um sistema homogéneo monofásico são mostrados na figura 1. Como se pode ver na figura, as proporções de colesterol/span de 1:2 e 1:3 produziram géis proniosmais homogéneos. Todas as fórmulas preparadas apresentaram boas propriedades organolépticas, uma vez que eram homogéneas, de cor branca e inodoras.

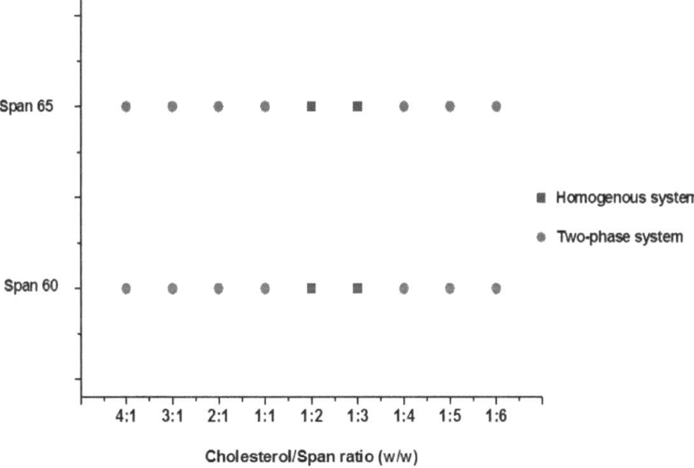

Figura 1. Regiões de formação de sistemas de gel homogéneos

3.1. Análise da conceção fatorial

3.1.1. **Tamanho da vesícula**

A determinação do tamanho das vesículas é importante para a aplicação tópica de vesículas. Os valores do tamanho das vesículas das preparações provesiculares são apresentados no Quadro 3.

Verificou-se que o tamanho das vesículas era pequeno, situando-se no intervalo de $12,69 \pm 1,45$ a $32,02 \pm 7,09$ nm. A elevada hidrofobicidade de ambos os tipos de span resultou numa diminuição da energia livre da superfície e, consequentemente, num tamanho reduzido das vesículas (Ahmed et al., 2014). Como se pode ver na tabela 3 e na figura 2a, observou-se um aumento não significativo do tamanho das partículas nas fórmulas que continham span 65 em comparação com as que continham span 60. Além disso, a diminuição do rácio colesterol:span resultou num ligeiro aumento do tamanho das partículas, no entanto, o aumento foi insignificante (figura 2 b). A incorporação do fosfolipão 80H ou do lipoide S45 nas formulações de gel provesicular não teve um efeito significativo no tamanho das vesículas; no entanto, foram encontradas vesículas com um tamanho de partícula maior para as fórmulas que continham fosfolipão 80H (figura 2c). Os resultados acima mencionados sugerem que foram preparados com sucesso sistemas provesiculares nanométricos que podem suportar a presença de um potenciador de penetração sem alterar as suas propriedades.

Os gráficos de superfície de resposta que apresentam as interacções dos factores no tamanho das vesículas são apresentados na figura 3 (a, b e c).

3.1.2. Eficiência de aprisionamento

A eficiência do aprisionamento do fármaco depende da estabilidade da vesícula hospedeira que, por sua vez, depende do equilíbrio entre as interacções entre os componentes que formam as bicamadas das vesículas. Para otimizar o encapsulamento do tolnaftato, os factores pré-determinados foram variados e avaliados pelo programa Design Expert® .

A eficiência de encapsulação das formulações provesiculares variou entre 47,40 ± 2,55 e 81,58 ± 0,38 %. A eficiência de encapsulação do fármaco das formulações preparadas é apresentada na Tabela 3. Os proniossomas formados apresentaram uma boa eficiência de encapsulação. A lipofilicidade do tolnaftato (XLogP = 5,5), juntamente com o seu baixo peso molecular (307,4 Da) (Kezutyte et al., 2011), pode explicar esta elevada eficiência de encapsulamento, uma vez que se espera que o fármaco seja incorporado quase completamente na bicamada lipídica dos proniosomas. Os baixos valores de HLB dos dois tipos de Span utilizados, Span 60 (HLB = 4,7) e Span 65 (HLB = 2,1), também contribuíram para a elevada eficiência de aprisionamento do fármaco observada. Recomenda-se vivamente a preparação de vesículas de tensioactivos não iónicos utilizando aqueles com baixa solubilidade aquosa (Pankaj et al., 2013).

Quadro 3. Parâmetros medidos para sistemas provesiculares carregados com tolnaftato

Fórmula	Tamanho P.	PDI	EE (%)	RE (%)	R^2 resultados do ajustamento dos dados de libertação ao modelo

<table>
<tr><td></td><td></td><td></td><td></td><td colspan="3">cinético</td><td rowspan="2">Ordem de libertação</td></tr>
<tr><td></td><td></td><td></td><td></td><td>Zero</td><td>Primeiro Difusão</td><td></td></tr>
<tr><td>PV-1</td><td>17.04 ± 0.98</td><td>0.69</td><td>56.71 ± 0.20</td><td>41.54 ± 0.93</td><td>0.968</td><td>0.828</td><td>0.994</td><td>Difusão</td></tr>
<tr><td>PV-2</td><td>24.13 ± 0.84</td><td>0.96</td><td>47.40 ± 2.55</td><td>49.69 ± 4.97</td><td>0.951</td><td>0.855</td><td>0.983</td><td>Difusão</td></tr>
<tr><td>PV-3</td><td>22.37 ± 0.03</td><td>0.55</td><td>56.43 ± 1.01</td><td>9.55 ± 4.06</td><td>0.749</td><td>0.749</td><td>0.764</td><td>Difusão</td></tr>
<tr><td>PV-4</td><td>24.34 ± 2.02</td><td>0.74</td><td>60.19 ± 1.68</td><td>11.40 ± 0.00</td><td>0.963</td><td>0.940</td><td>0.895</td><td>Zero</td></tr>
<tr><td>PV-5</td><td>23.55±8.77</td><td>0.57</td><td>62.36 ± 0.91</td><td>38.37 ± 6.49</td><td>0.980</td><td>0.845</td><td>0.996</td><td>Difusão</td></tr>
<tr><td>PV-6</td><td>17.09 ± 0.73</td><td>0.52</td><td>58.20 ± 5.09</td><td>52.62 ± 3.11</td><td>0.966</td><td>0.847</td><td>0.995</td><td>Difusão</td></tr>
<tr><td>PV-7</td><td>12.69 ± 1.45</td><td>0.66</td><td>62.71 ± 2.42</td><td>8.38 ± 1.15</td><td>0.960</td><td>-</td><td>0.977</td><td>Difusão</td></tr>
<tr><td>PV-8</td><td>32.02 ± 7.09</td><td>0.55</td><td>54.56 ± 1.19</td><td>13.54 ± 2.34</td><td>0.981</td><td>0.892</td><td>0.985</td><td>Difusão</td></tr>
<tr><td>PV-9</td><td>16.96±8.65</td><td>1</td><td>81.58 ± 0.38</td><td>39.90 ± 10.94</td><td>0.993</td><td>0.927</td><td>0.991</td><td>Zero</td></tr>
<tr><td>PV-10</td><td>16.51±5.66</td><td>0.78</td><td>77.80 ± 1.29</td><td>44.69 ± 2.88</td><td>0.988</td><td>0.897</td><td>0.994</td><td>Difusão</td></tr>
<tr><td>PV-11</td><td>21.87±3.78</td><td>0.5</td><td>80.09 ± 0.31</td><td>19.27 ± 1.93</td><td>0.941</td><td>0.975</td><td>0.860</td><td>Primeiro</td></tr>
<tr><td>PV-12</td><td>28±8.76</td><td>1</td><td>69.63 ± 1.20</td><td>43.16 ± 9.17</td><td>0.983</td><td>0.881</td><td>0.993</td><td>Difusão</td></tr>
</table>

A alteração do grau de Span não teve efeito sobre a eficiência do aprisionamento do fármaco (Tabela 3; figura 2d). Por outro lado, a diminuição do teor de colesterol na formulação levou a uma diminuição concomitante do aprisionamento do fármaco; isto está de acordo com Pankaj et al. (Pankaj et al., 2013); no entanto, esta diminuição foi insignificante (figura 2e).

A incorporação de aditivos mostrou um grande impacto na eficiência do aprisionamento do fármaco. Foi evidente que a incorporação de lecitina teve um efeito muito maior no aumento do aprisionamento do tolnaftato em comparação com o fosfolipão ($p<0,05$, figura 2f).

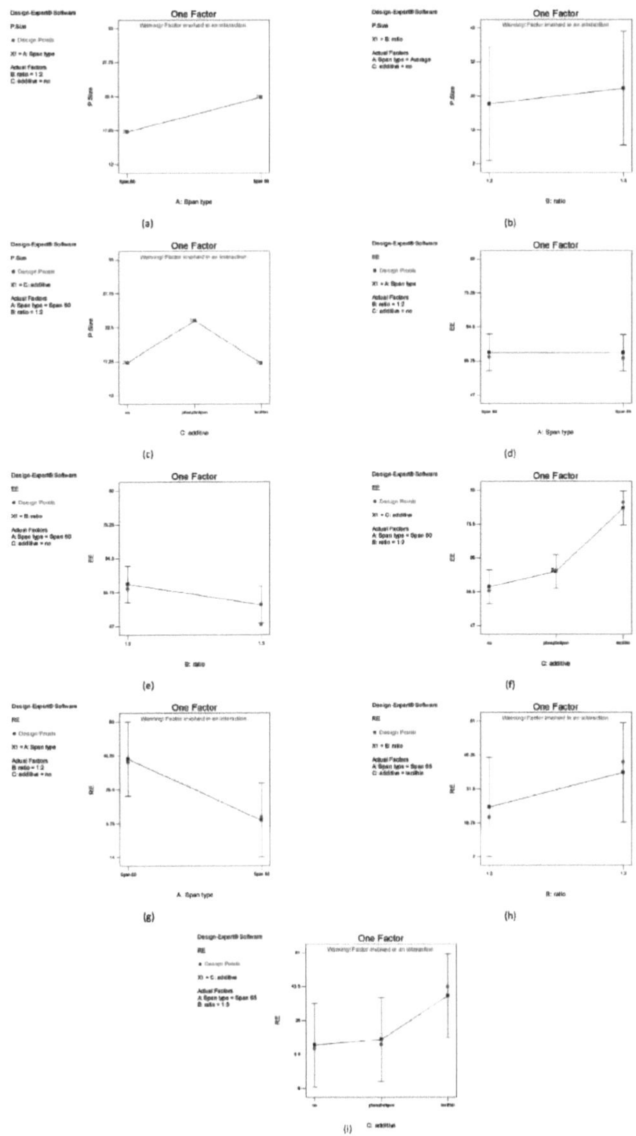

Figura 2. Gráficos de linhas mostrando o efeito de diferentes variáveis de formulação nas respostas testadas para os sistemas provesiculares preparados

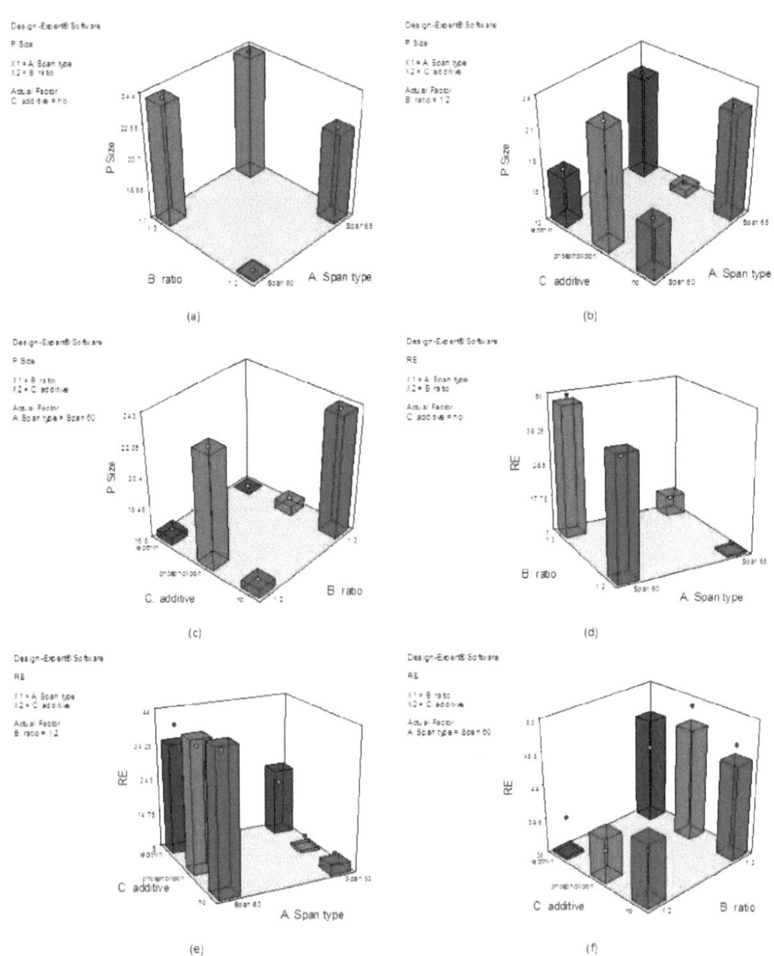

Figura 3. Gráficos de superfície de resposta mostrando o efeito de diferentes variáveis de formulação nas respostas testadas

3.1.3. Libertação do fármaco *in vitro*

Foram efectuados estudos de libertação *in vitro* para elucidar os perfis de libertação do tolnaftato a partir dos sistemas provesiculares preparados e são apresentados na figura 4. Os dados mostram claramente que a libertação do tolnaftato é influenciada pelo tipo e pela concentração do tensioativo, bem como pela presença ou ausência de

aditivos. As fórmulas PV-1, PV-2, PV-5, PV-6, PV-9 e PV-10 mostram que o

aumento da concentração de span 60 levou a um aumento da eficiência de libertação,

a mesma observação foi evidente também no caso das fórmulas PV-3, PV-4, PV-7,

PV-8, PV-11 e PV-12 que contêm span 65 (figura 2h); no entanto, o aumento da ER

foi insignificante. Este aumento da libertação do fármaco pode dever-se ao efeito de

emulsificação do tensioativo após a hidratação dos pronossomas pelo meio de

dissolução e à formação de canais de eluição na estrutura do gel devido à perda da

bicamada lipídica, o que resultou num valor de fluxo mais elevado (Vemuri et al.,

1990). No que diz respeito ao efeito dos aditivos utilizados, é evidente que ambas as

fórmulas PV-6 contendo 10% de fosfolipão 80H e PV-10 contendo 10% de lipoide

S45 na presença de span 60 apresentaram a percentagem mais elevada de libertação

de tolnaftato em comparação com PV-2 (Figura 2i), o que pode estar relacionado com

a capacidade de ambos, fosfolipão 80H e lipoide S45, aumentarem a penetração. Foi

previamente registado que a lecitina de soja é um melhor candidato para formar uma

estrutura flexível adequada para aplicação farmacêutica após hidratação, uma vez que

contém ácidos gordos insaturados, ácido oleico e ácido linoleico, enquanto a lecitina

de ovo contém ácidos gordos saturados (Vora et al., 1998, van Hoogevest e Wendel,

2014). A propriedade caraterística da lecitina de soja de ter uma temperatura de

transição de fase inferior a 0 °C (devido à presença de ácidos gordos insaturados)

confere aos fosfolípidos a capacidade de se encontrarem no estado líquido cristalino à

temperatura ambiente e corporal e de formarem uma estrutura flexível adequada para

aplicação farmacêutica após hidratação. No entanto, a fosfatidilcolina hidrogenada (como fosfolipon 80 H) demonstrou uma temperatura de transição de fase acima de 0° C, que é mais adequada para a preparação de formas de dosagem em pó (van Hoogevest e Wendel, 2014). Isto pode explicar os valores de ER relativamente mais elevados observados nas formulações provesiculares preparadas com Lipoid S45 e contendo span 65 com ambas as proporções de colesterol/surfactante. Os gráficos de superfície de resposta que mostram os efeitos das interacções dos factores nas eficiências de libertação são apresentados na figura 3 (d, e e f). A maioria das fórmulas demonstrou cinética de libertação por difusão (Quadro 3). Os estudos anteriores destacaram os resultados encorajadores de três formulações diferentes (PV-2, PV-6 e PV-10). Estas formulações representam sistemas simples (PV-2), uma formulação contendo fosfolípon (PV-6) e uma formulação contendo lecitina (PV-10).

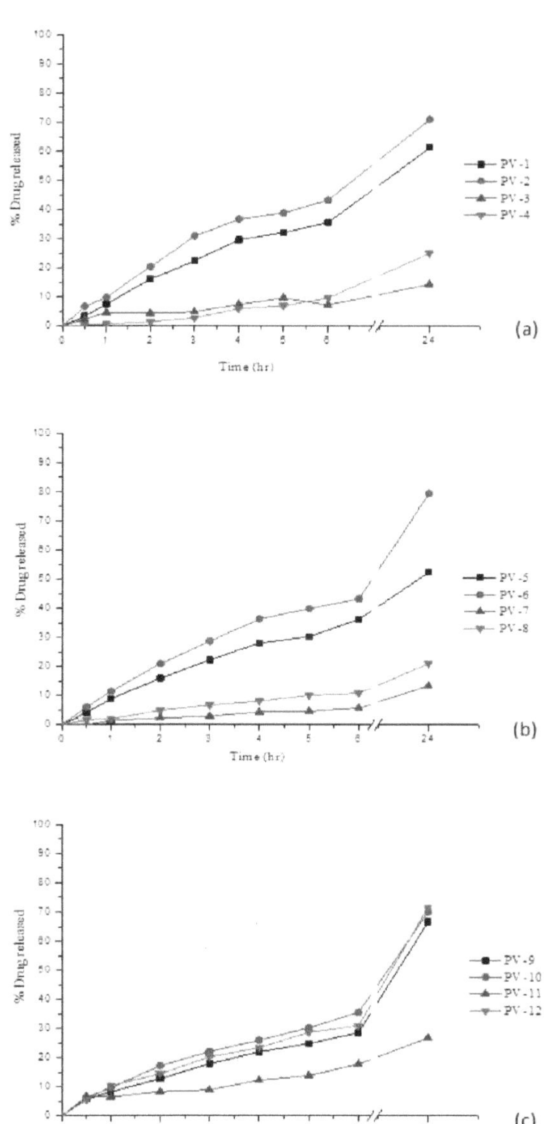

Figura 4. Perfis de libertação de sistemas provesiculares carregados com tolnaftato: (a) simples, (b) contendo Phospholipon 80 H e (c) contendo Lipoid

3.1.4. **Caracterização das preparações provesiculares seleccionadas**

Três fórmulas óptimas (PV-2, PV-6 e PV-10) foram testadas quanto aos seus valores de pH óptimos (os valores de pH foram 6,24±0,03, 5,68±0,02 e 5,84±0,01 para PV-2, 6 e 10, respetivamente); demonstrando formulações tópicas amigas da pele. Foram efectuados testes adicionais das suas morfologias por microscopia eletrónica de transmissão, propriedades reológicas, caraterização do estado sólido por DSC e XRD e, finalmente, testes da sua capacidade de penetração *in vivo*, determinada por microscopia confocal de varrimento a laser (CLSM).

3.1.4.1. **Morfologia dos géis provesiculares**

As morfologias dos géis provesiculares seleccionados (PV-2, 6 e 10) foram estudadas por microcopia eletrónica de transmissão. As fotografias TEM revelaram vesículas não agregadas, esféricas e homogéneas com uma distribuição de tamanho estreita (Figura 5). Como claramente observado nas imagens, foi observada uma espécie de tamanho monomodal em todas as amostras investigadas. Além disso, o tamanho médio das partículas observado nas fotografias TEM está em boa concordância com o tamanho obtido a partir do analisador de tamanho de partículas. Foi relatado anteriormente que a medição usando PCS não mede o tamanho real, mas apenas avalia o tamanho das nanopartículas com base na luz dispersa e na intensidade (Müller et al., 2000, Lim et al., 2014); assim, a análise por TEM é usada tanto para confirmar os resultados do PCS quanto para investigar a morfologia dos sistemas preparados.

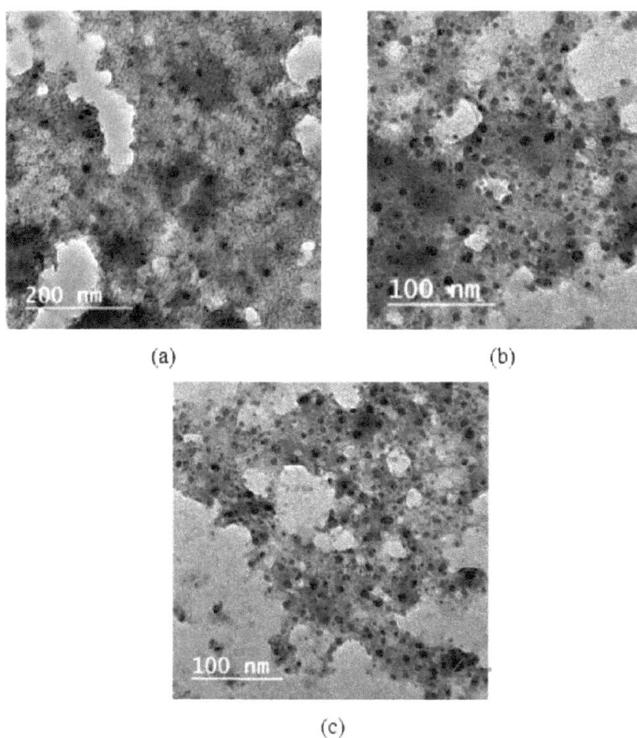

Figura 5. Micrografias electrónicas de transmissão de (a) PV-2, (b) PV-6 e (c) PV-10

3.1.4.2. Propriedades reológicas de formulações de gel proniosomal seleccionadas

Considerando a viscosidade dos géis preparados, um gel perfeito deve ser adequadamente móvel para facilitar a aplicação e suficientemente viscoso para assegurar um contacto prolongado na superfície aplicada (Salama e Aburahma, 2016). Tendo em conta as características reológicas variáveis dos géis em função do cisalhamento aplicado, a viscosidade dos géis provesiculares seleccionados (PV-2, 6 e 10) foi investigada para taxas de cisalhamento crescentes. Como claramente demonstrado (fig. 6), os géis provesiculares preparados apresentaram um comportamento de diluição não newtoniano, uma vez que a sua viscosidade diminuiu com o aumento da taxa de cisalhamento. Esta propriedade de diluição por cisalhamento é adequada para a utilização tópica proposta para estes géis provesiculares, por exemplo, durante o espalhamento, com taxas de cisalhamento relativamente elevadas, os géis podem fluir facilmente, permitindo uma administração clínica eficaz.

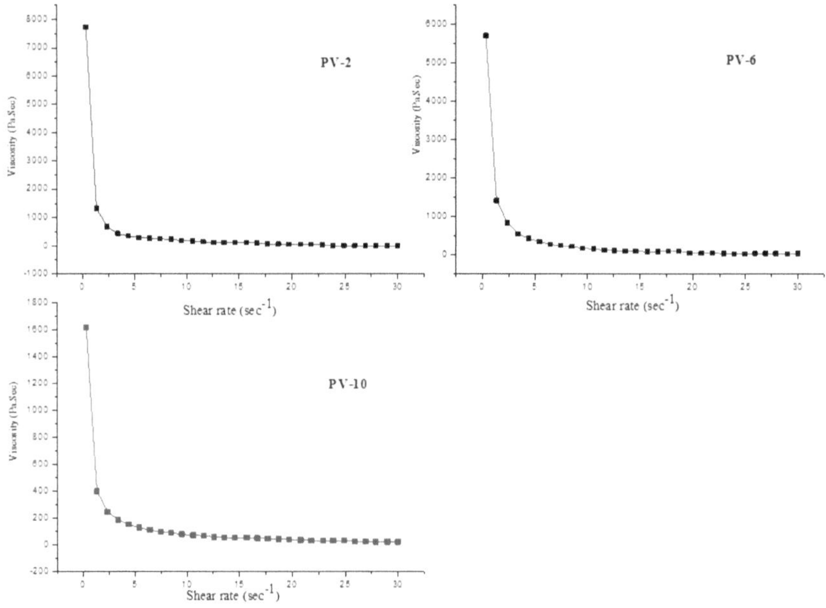

Figura 6. Comportamento reológico das formulações de gel provesicular seleccionadas a 25°C

3.1.4.3. Caracterização no estado sólido de sistemas provesiculares

3.1.4.3.1. DSC

A Figura 7 mostra os termogramas DSC do colesterol, do span 60, do tolnaftato e das formulações de gel provesicular seleccionadas (PV 2, 6 e 10). Os estudos de DSC provaram que todas as formulações têm pontos de fusão superiores a 40° C, o que é uma boa indicação do estado sólido à temperatura ambiente (Nayak et al., 2010). O tolnaftato cristalino apresenta um pico endotérmico acentuado a 112,2° C, enquanto o Span 60 e o colesterol apresentam endotermia a 59,10° C e 128,40° C, respetivamente. A figura mostra a ausência do pico endotérmico do tolnaftato a 112,2 °C tanto para o PV-6 como para o PV-10. A ausência da endotérmica de fusão para o tolnaftato sugere que o fármaco passou do estado cristalino para o estado amorfo. No entanto, o pico endotérmico do tolnaftato no PV-2 apresenta um alargamento maior do que o observado para a endotérmica do tolnaftato puro, indicando amorfização parcial e solubilização do tolnaftato. Estes resultados sugerem uma interação significativa do tolnaftato com a matriz lipídica que pode explicar o aumento do aprisionamento do fármaco numa formulação proniosomal.

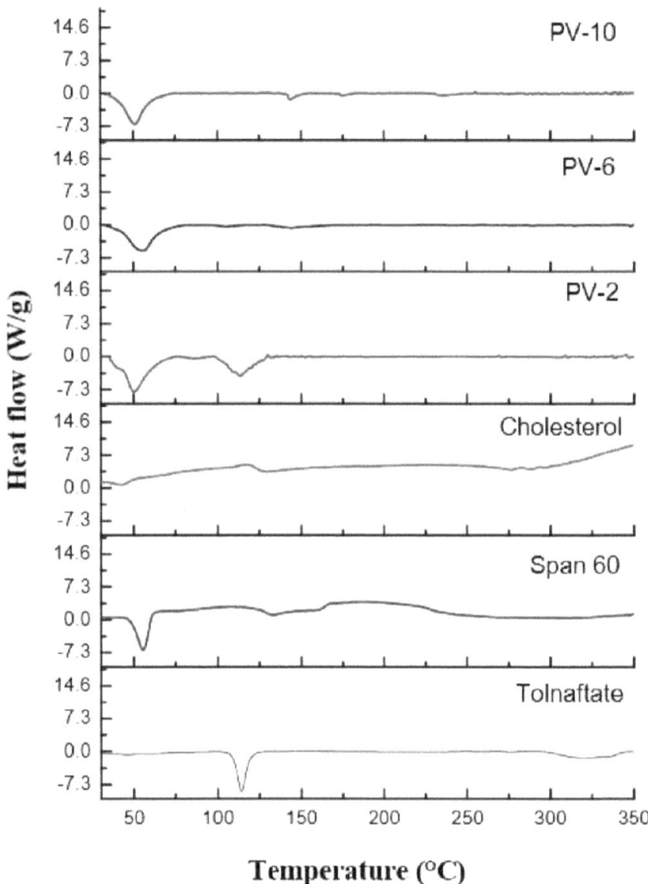

Figura 7. Termogramas DSC para componentes provesiculares e formulações provesiculares seleccionadas

3.1.4.3.2. XRD

A XRD foi realizada em conjunto com a análise DSC, a fim de obter provas definitivas relativamente ao estado físico do tolnaftato nos sistemas provesiculares seleccionados. O XRD foi realizado para o tolnaftato, span 60, colesterol, bem como para os sistemas provesiculares seleccionados (PV-2, 6 e 10). Os difractogramas de

28

XRD são apresentados coletivamente na Fig.8 . O padrão de difração do pó de tolnaftato mostra vários picos acentuados nos ângulos de difração 2θ de 15,96°, 17,02°, 21,14° e 27,6°, sugerindo a sua existência como material cristalino. Os difractogramas dos sistemas provesiculares preparados seleccionados (PV2, 6 e 10) revelaram um desaparecimento notável dos picos característicos do tolnaftato, o que indica a sua transformação da forma cristalina para a forma amorfa durante a técnica de preparação adoptada (Xu et al., 2009). Esta constatação está de acordo com os resultados anteriores da DSC.

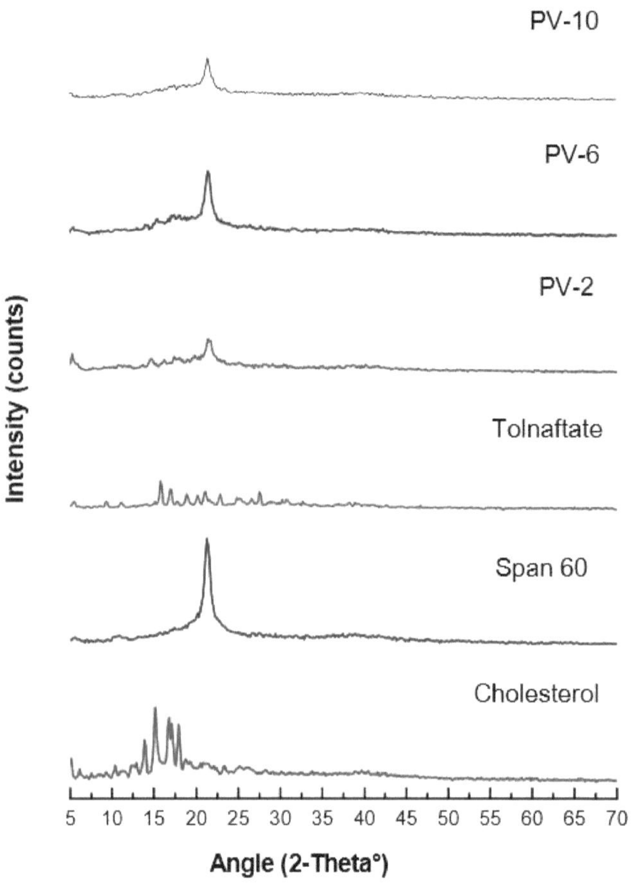

Figura 8. Padrões de difração de raios X para componentes provesiculares e formulações provesiculares seleccionadas

3.1.5. Visualização ex vivo utilizando CLSM

A microscopia confocal de varrimento por laser é considerada um dos avanços mais importantes jamais alcançados na microscopia ótica. Este facto pode ser comprovado pelo aumento notável da aplicação da microscopia confocal de varrimento a laser nos domínios médico e farmacêutico. Além disso, a espetroscopia Raman confocal é um método ótico não invasivo que permite obter informações pormenorizadas sobre a composição molecular da pele com uma resolução espacial elevada. Este facto está grandemente relacionado com a relativa facilidade de obtenção de imagens de altíssima qualidade (a modalidade de imagem permite obter secções ópticas da pele sem dissecar fisicamente o tecido) e com o número crescente das suas aplicações em biologia celular que dependem da obtenção de imagens de células e tecidos fixos e vivos. A microscopia confocal pode oferecer várias vantagens em relação à microscopia ótica convencional de campo largo, nomeadamente a capacidade de controlar a profundidade de campo, a redução do ruído de fundo longe do plano focal e a capacidade de obter secções ópticas em série de amostras espessas.

No domínio da administração de fármacos farmacêuticos, a microscopia confocal é um meio valioso utilizado para explorar e visualizar a distribuição e a via de permeação de diferentes sistemas de administração de fármacos farmacêuticos nos tecidos vivos. Entre as possíveis vias de transporte de fármacos através da pele estão a intracelular, a intercelular *através da* via juncional apertada e a transcitótica (Salama e Aburahma, 2016). A extensão da absorção de partículas através da pele depende do tamanho da partícula, das características da superfície e da presença de intensificadores de permeação.

Duas horas após a aplicação tópica dos géis seleccionados nas costas depiladas de ratos albinos, a sua interação com a pele dos ratos foi investigada através da observação das amostras de pele por CLSM. A Figura 9 mostra as imagens de amostras de pele expostas *in vivo* a géis provesiculares marcados com RhB. Como se pode ver nas imagens, verificou-se uma maior penetração do corante nas amostras de pele viáveis após a aplicação dos três sistemas provesiculares testados. Tal como sugerido anteriormente por Haynes e Cho (Haynes e Cho, 1988), a transferência de marcadores lipofílicos das partículas para as células pode ocorrer através de diferentes processos, tais como: fagocitose; difusão convectiva do corante livre para o meio após a sua libertação das partículas e a sua subsequente partição nas células; e, finalmente, através de um processo não fagocítico induzido por colisão que envolve a partição de uma fração da substância aprisionada diretamente da superfície das partículas dadoras para as células receptoras.

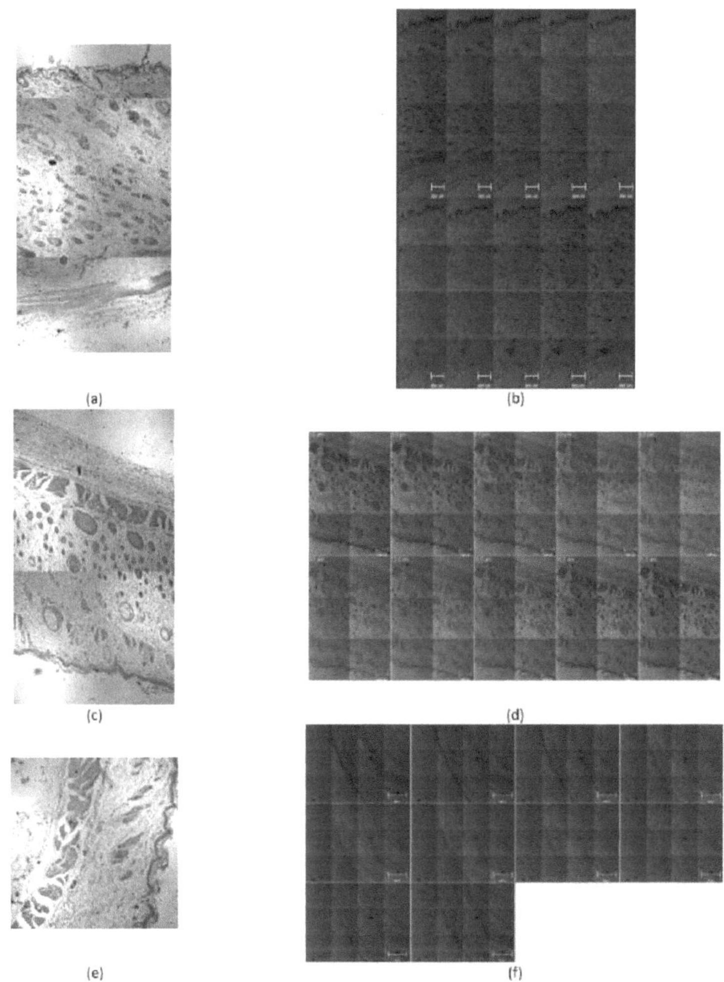

Figura 9. Fotomicrografias confocais de varrimento a laser de amostras de pele de ratos tratadas com diferentes formulações de gel provesicular marcadas com rodamina B: Pv-2 (a), PV-6 (c) e PV-10 (e) gel ufasomal e o respetivo empilhamento CLSM em z: (b), (d) e (f); respetivamente.

A penetração comparativa do corante em amostras de pele expostas *in vivo* a diferentes sistemas provesiculares marcados com RhB foi analisada quantitativamente. A representação gráfica da intensidade média de fluorescência em função da profundidade do corte em z mostra claramente uma maior penetração do corante a uma profundidade de 1800 µm nas amostras de tecido cutâneo (figura 10). A figura mostra claramente a superioridade dos sistemas provesiculares PV-6 e PV-10 contendo Phospholipon 80H e Lipoid S45 em relação ao sistema simples, com penetrações melhoradas de 2,72 e 3,43 vezes, respetivamente.

Os fosfolípidos são conhecidos pela sua capacidade de penetrar e perturbar a estrutura das bicamadas lipídicas do estrato córneo. Assim, o mecanismo proposto para o efeito de aumento da penetração das vesículas à base de fosfolípidos baseia-se na mistura lipídica entre as vesículas e as bicamadas lipídicas do estrato córneo (Kirjavainen et al., 1999).

A diferença entre os efeitos de aumento da permeação para PV-6 e PV-10 pode ser devida à diferença na percentagem de fosfatidilcolina nestas formulações. Um estudo anterior de Fujii et al. (Fujii et al., 2002) demonstrou o aumento da solubilidade do miconazol ao aumentar a concentração de fosfatidilcolina hidrogenada, o que, por sua vez, afecta a sua penetração.

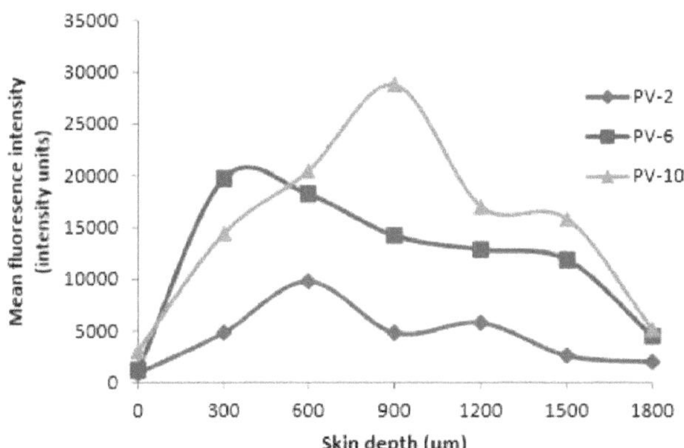

Figura 10. Intensidades médias de fluorescência da Rodamina B na profundidade da pele do rato

4. Conclusões

Resumindo as conclusões acima mencionadas, o tolnaftato lipofílico foi encapsulado com êxito em sistemas de gel provesicular com propriedades de fluxo razoáveis adequadas para aplicação tópica. As formulações seleccionadas, escolhidas com base nas suas propriedades superiores que proporcionam um máximo de EE% e RE% com um tamanho mínimo de vesícula, foram ainda avaliadas quanto às suas capacidades de penetração através de tecidos vivos utilizando CLSM. As fórmulas propostas são submetidas a estudos clínicos dermatológicos para avaliar os seus efeitos curativos contra a tinea pedis.

Tendo em conta as enormes vantagens dos sistemas nano-vesiculares invocados, os sistemas provesiculares seleccionados podem ser considerados um meio atrativo para a administração tópica de tolnaftato devido à sua comprovada melhoria das características de carga, libertação e penetração do fármaco. Estes resultados podem ser considerados um bom complemento no domínio da administração de fármacos farmacêuticos para uma terapia tópica eficaz da tinha com tolnaftato.

5. Agradecimentos

Os autores gostariam de agradecer à Taylor & Francis Ltd pela permissão dada para reimprimir o artigo "Enhancement of the topical tolnaftate delivery for the treatment of tinea pedis *via* provesicular gel systems" de Mona Mahmoud AbouSamra & Alaa Hamed Salama, Journal of Liposome Research). Publicado online: 19 de outubro de 2016. http://www.tandfonlme.com/doi/abs/10.1080/08982104.2016.1239634?journalCode=ilpr20

6. Referências

Ahmed, S., El-Setouhy, D. A., Badawi, A. A. e El-Nabarawi, M. A. 2014. Formulações vesiculares de cloridrato de granisetrona por via bucal: Avaliação *in vitro* e investigação preliminar do desempenho in vivo. *Jornal Europeu de Ciências Farmacêuticas* 60, 10-23.

Alsarra, I. A., Bosela, A. A., Ahmed, S. M. e Mahrous, G. M. 2005. Proniossomas como veículo de cetorolac. *Jornal Europeu de Farmacêutica e Biofarmacêutica,* 59, 485-490.

Chang, L.-C., Wu, S.-C., Tsai, J.-W., Yu, T.-J. e Tsai, T.-R. 2009. Otimização de nanopartículas de epirrubicina utilizando um desenho experimental para melhorar a administração intravesical de fármacos. *International Journal of Pharmaceutics,* 376, 195-203.

Dreher, F., Walde, P., Luisi, P. L. e Elsner, P. 1996. Estudos de irritação da pele humana de um gel de microemulsão de lecitina e de lipossomas de lecitina. *Skin Pharmacology,* 9, 124-9.

Fang, J. Y., Yu, S. Y., Wu, P. C., Huang, Y. B. e Tsai, Y. H. 2001. In- vitro skin permeation of estradiol from various proniosomes formulation *International Journal of Pharmaceutics,* 215, 91-9.

Fujii, M., Büyüktimkin, S., Büyüktimkin, N. e Rytting, J. H. 2002. Melhoria da permeação cutânea do miconazol por fosfolípidos e dodecil 2-(N,N-dimetil amino) propionato (DDAIP). *International Journal of Pharmaceutics,* 234, 121-128.

Gupta, A. K., Chow, M., Daniel, C. R. e Aly, R. 2003. Treatments of tinea pedis. *Dermatologic Clinics,* 21, 431-62.

Haynes, L. C. e Cho, M. J. 1988. Mechanism of Nile red transfer from o/w emulsions as carriers for passive drug targeting to peritoneal macrophages in vitro. *International Journal of Pharmaceutics,* 45, 169-177.

Hu, C. e Rhodes, D. G. 1999 Proniossomas: uma nova preparação de transporte de medicamentos. *International Journal of Pharmaceutics,* 185, 23-35.

Huanga, Y.-B., Tsaia, Y.-H., Yanga, W.-C., Changa, J.-S., Wua, P.-C. e Takayamab, K. 2004. Forma de dosagem de comprimidos de libertação prolongada de propranolol uma vez por dia: conceção da formulação e investigação in vitro/in vivo. *European Journal of Pharmaceutics and Biopharmaceutics* 58, 607-614.

Kezutyte, T., Drevinskas, T., Maruska, A., Rimdeika, R. e Briedis, V. 2011 Estudo da libertação de tolnaftato de ácidos gordos contendo pomada e penetração na pele humana ex vivo. *Ata Poloniae Pharmaceutica,* 68, 965-73.

Kirjavainen, M., Monkkonen, J., Saukkosaari, M., Valjakka-Koskela, R., Kiesvaara, J. e Urtti, A. 1999. Phospholipids affect stratum corneum lipid bilayer fluidity and drug partitioning into the bilayers. *Journal of Controlled Release,* 58, 207-14.

Lim, W. M., Rajinikanth, P. S., Mallikarjun, C. e Kang, Y. B. 2014. Formulação e entrega de itraconazol ao cérebro usando um sistema transportador de nanolipídios. *Jornal Internacional de Nanomedicina,* 9, 2117-2126.

Lombardi Borgia, S., Regehly, M., Sivaramakrishnan, R., Mehnert, W., Korting, H. C., Danker, K., Roder, B., Kramer, K. D. e Schafer-Korting, M. 2005. Nanopartículas lipídicas para aumento da penetração cutânea - correlação com a localização do fármaco na matriz de partículas, determinada por fluorescência e espetroscopia parelétrica. *Jornal de Libertação Controlada,* 110, 151-163.

Müller, R. H., Mader, K. e Gohla, S. 2000. Solid lipid nanoparticles (SLN) for controlled drug delivery - a review of the state of the art. *European Journal of Pharmaceutics and Biopharmaceutics,* 50, 161-177.

Nayak, A. P., Tiyaboonchai, W., Patankar, S., Madhusudhan, B. e Souto, E. B. 2010. Nanopartículas lipídicas carregadas de curcuminóides: nova abordagem para o tratamento da malária. *Colloids Surf B Biointerfaces,* 81, 263-73.

Pankaj, S., Rini, T. e Dandagi, P. M. 2013. Formulação e avaliação do sistema de entrega de medicamentos baseado em proniossoma do medicamento antifúngico clotrimazol. *Revista Internacional de Ciências Farmacêuticas e Nanotecnologia,* 6, 1945-1951.

Rocak, D., Kosec, M. e Degen, A. 2002. Otimização de suspensões cerâmicas utilizando a conceção fatorial de experiências. *Jornal da Sociedade Europeia de*

Cerâmica, 22, 391-395.

Ryder, N. S., Frank, I. e Dupont, M. C. 1986 Inibição da biossíntese do ergosterol pelos agentes antifúngicos tiocarbamatos tolnaftato e tolciclato. *Antimicrob Agents Chemother,* 29, 858-60.

Salama, A. H. e Aburahma, M. H. 2016. Plataformas liofilizadas baseadas em nano-vesículas Ufasomes para entrega intranasal de cinarizina: preparação, otimização, avaliação de segurança histopatológica ex-vivo e imagem confocal da mucosa. *Desenvolvimento e Tecnologia Farmacêutica,* 21, 706-715.

Salama, A. H. e Shamma, R. N. 2015. Nanocarreadores co-poliméricos tri/tetra-bloco como um potencial sistema de entrega ocular de lornoxicam: caraterização in-vitro e estimativa in-vivo da permeação da córnea. *International Journal of Pharmaceutics* 492 28-39.

Shamsheer, A. S., Sabareesh, M., Khan, P. R., Krishna, P. S. e Sudheer, B. 2011. Formulação e Avaliação de Géis Proniosomais Transdérmicos de Lisinopril Dihidrato. *Jornal de Ciências Farmacêuticas Aplicadas,* 1, 181-185.

van Hoogevest, P. e Wendel, A. 2014. A utilização de fosfolípidos naturais e sintéticos como excipientes farmacêuticos. *Jornal Europeu de Ciência e Tecnologia dos Lípidos,* 116, 1088-1107.

Vanden Bossche, H., Engelen, M. e Rochette, F. 2003. Agentes antifúngicos utilizados na saúde animal - aspectos químicos, bioquímicos e farmacológicos. *Journal of Veterinary Pharmacology and Therapeutics,* 26, 5-29.

Vandervoort, J. e Ludwig, A. 2002. Estabilizadores biocompatíveis na preparação de nanopartículas de PLGA: um estudo de conceção fatorial. *International Journal of Pharmaceutics,* 238, 77-92.

Vemuri, S., Yu, C. D., deGroot, J. S. e Roosdorp, N. 1990. Interação in vitro de vesículas de lipossomas dimensionadas e não dimensionadas com lipoproteínas de alta densidade *Drug Development and Industrial Pharmacy,* 16, 1579-1584.

Vora, B., Khopade, A. J. e Jain, N. K. 1998. Entrega transdérmica de levonorgesterel para uma contraceção eficaz baseada em proniossomas. *Journal of Controlled Release,* 54, 149-165.

Xu, H., He, L., Nie, S., Guan, J., Zhang, X., Yang, X. e Pan, W. 2009. Preparação optimizada de prolipossomas de vinpocetina através de um novo método e avaliação in vivo da sua farmacocinética em coelhos da Nova Zelândia. *Jornal de Libertação Controlada,* 140, 61-68.

Vang, S. C., Lu, L. F., Cai, Y., Zhu, J. B., Liang, B. W. e Yang, C. Z. 1999. Distribuição corporal em ratos de nanopartículas lipídicas sólidas de camptotecina injectadas por via intravenosa e efeito de alvo no cérebro. *Journal of Controlled Release,* 59, 299-307.

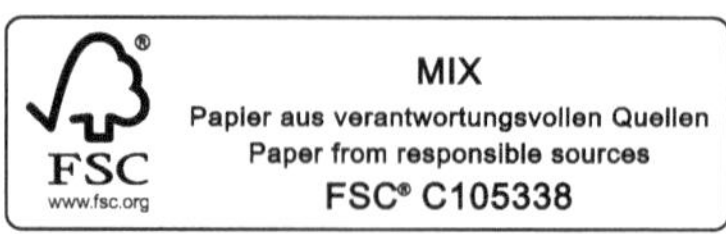

Printed by Books on Demand GmbH, Norderstedt / Germany